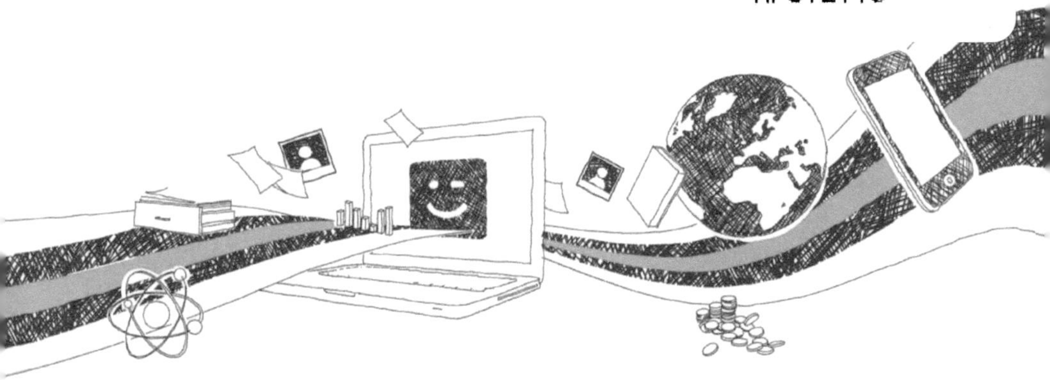

Bibliografische Information der Deutschen Nationalbibliothek:

Die Deutsche Bibliothek verzeichnet diese Publikation in der Deutschen Nationalbibliografie; detaillierte bibliografische Daten sind im Internet über http://dnb.d-nb.de/ abrufbar.

Impressum:

Druck und Bindung: Books on Demand GmbH, Norderstedt Germany
ISBN: 9783668582897

Dieses Buch bei GRIN:

http://www.grin.com/de/e-book/379401/therapeutic-touch-als-komplementaere-pflegeintervention-zur-reduktion-von

Nicole Schwab

Therapeutic Touch als komplementäre Pflegeintervention zur Reduktion von Lymphödemen infolge eines Mammakarzinoms

GRIN Verlag

THERAPEUTIC TOUCH® ALS KOMPLEMENTÄRE PFLEGEINTERVENTION ZUR REDUKTION VON LYMPHÖDEMEN INFOLGE EINES MAMMAKARZINOMS

ABSCHLUSSARBEIT

ZUR ERLANGUNG DER THERAPEUTIC TOUCH SPEZIFISCHEN QUALIFIKATION

Diplom Therapeutic Touch Practitioner

Im Rahmen des

Interprofessionellen Diplomlehrgangs

Integrative Health Care–Therapeutic Touch

Vorgelegt von

DGKP Nicole Schwab, AE

am

Integrative Therapeutic Touch Institute

Gloggnitz, im Oktober 2017

DANKSAGUNG

Ich möchte meiner Betreuerin Univ.-Lektorin DGKP Heidi M. Ploner, MScN, MSc, MAS, AE, PhDi.A. tiefen Dank aussprechen, dass sie mich auf diesem Weg durch die Abschlussarbeit begleitet und unterstützt hat.

Danken möchte ich vor allem meinen Partner, der mir sehr geduldig und motivierend in dieser Zeit zur Seite stand.

Ebenso geht mein Dank auch an meine Therapeutic Touch Kollegen, die mich in den vergangenen Jahren mit bereichernden Diskussionsbeiträgen in neue Bahnen gelenkt haben.

Meinen tiefsten Dank möchte ich meiner Klientin aussprechen, die sich bereit erklärt hat, sich für die Case Study zur Verfügung zu stellen.

Abstract

Die vorliegende Abschlussarbeit befasst sich mit dem Einsatz der komplementären Pflegeintervention Therapeutic Touch® zur Reduktion von Lymphödemen infolge eines Mammakarzinoms, begleitend zur konventionellen Therapie. Lymphödeme sind infolge von Mammakarzinom trotz des medizinischen Fortschrittes oft nicht heilbar. Mit herkömmlichen Methoden aus der Schulmedizin ist dieses Krankheitsbild alleine nur schwer in den Griff zu bekommen. Im Rahmen der Betreuung von Patient/inn/en mit eingeschränkter Transportfähigkeit der Lymphgefäße sind sowohl eine konsequente konventionelle Therapie als auch die ganzheitliche Betreuung und Begleitung vorrangig. Das Wohlbefinden der Patient/inn/en soll sichergestellt und damit eine Verbesserung der Lebensqualität ermöglicht werden. Gerade Patient/inn/en mit Mammakarzinom suchen häufig nach ergänzenden Möglichkeiten auf dem Komplementären Bereich. Zu solchen Methoden zählt Therapeutic Touch®, welches mittels „Handauflegung“ Erleichterung verschiedenster Krankheitsbilder bewirken soll. Um die Wirksamkeit von Therapeutic Touch® evidenzbasiert zu belegen, wurde Literatur für die vorliegende Arbeit in der Datenbank PubMed ausgewählt und nach den Kriterien von Behrens und Langer analysiert. Studien belegen, dass diese komplementäre Pflegemethode enormes Potential hat, Symptome zu reduzieren und Nebenwirkungen zu vermindern. Ebenso werden das Wohlbefinden und die Lebensqualität der Betroffenen positiv beeinflusst. Diese Methode ist eine moderne Variante verschiedener alter Heilpraktiken, welche im Jahre 1972 von Dolores Krieger und Dora Kunz in den USA entwickelt wurde und mittlerweile an Kliniken und Universitäten als multidisziplinäre, ganzheitliche Behandlungsform unterrichtet und angewendet wird. Die vorliegende Abschlussarbeit zu dem Thema sollen die Leser/inn/en unterstützen, ein Fundament für eine einfühlsame Argumentation im Patientengespräch zu erwerben.

Inhaltsverzeichnis

1 Einleitung

Das Mammakarzinom ist ein weiterverbreitetes Phänomen in der heutigen Gesellschaft und rückt immer mehr in den Mittelpunkt. Bei Patient/inn/en mit Mammakarzinom sind häufig Operationen und eine Radiotherapie erforderlich, welche den Lymphfluss beeinträchtigen und so die Entwicklung eines Lymphödems am Arm begünstigen können. Die eingeschränkte Leistungsfähigkeit und Transportkapazität der Lymphgefäße führt zu Lymphödemen. Das Risiko steigt mit der Radikalität der Tumortherapie. Dabei entwickeln in Österreich 42% aller brustamputierten Frauen als Folge der Entfernung und oder Bestrahlung der Lymphknoten nach unterschiedlichen Zeitspannen ein Lymphödem des Armes (vgl. Bundesministerium für Gesundheit und Frauen, 2017).

Obwohl die Folgen dieser unangenehmen Gewebsflüssigkeits-Einlagerungen bis zur Invalidität reichen können, hat die Schulmedizin diesen Beschwerden bisher nur wenig Beachtung geschenkt. Der Mediziner und Vorstand des Zentrums für Lymphologie am LKH Wolfsberg, Dr. Walter Döller, beschäftigte sich daher mit einem nur wenig erforschten Teil unseres Körpers, dem Lymphsystem. Er geht davon aus, dass 20 bis 40 Prozent aller Brustkrebspatient/inn/en nach der Operation an Lymphödemen leiden. Um den Bedarf an Therapieeinrichtungen in Österreich vollständig decken zu können, müsste es allerdings laut einer Studie des Österreichischen Bundesinstitutes für Gesundheitswesen (ÖBIG) insgesamt drei Zentren geben. Auf Anregung der Österreichischen Lymph-Liga wurde vom Gesundheitsministerium 1999 von Kadi, Nemeth, Fülöp und Lehner eine in Auftrag gegebene Studie durchgeführt. Diese Studie beschäftigte sich mit der Versorgungssituation und dem Versorgungsbedarf von Lymphödempatient/inn/en. In der Zwischenzeit ist mit dem Zentrum für Lympholgie im Klinikum Wolfsberg für die Region Süd eine adäquate Versorgungseinrichtung entstanden. Diese Studie bezieht sich ausschließlich auf die stationäre Versorgung. Die Österreichische Lymph-Liga ist in laufenden Verhandlungen, um nicht nur den aus der vorliegenden Studie abzuleitenden Maßnahmen zu einer Umsetzung im Sinne der Lymphödempatient/Inn/en zu verhelfen, sondern auch eine Studie zur ambulanten Versorgung durchzusetzen. Das ÖBIG wurde vom Bundesministerium für Arbeit, Gesundheit und Soziales beauftragt, Expertisen zur Versorgungssituation und zum

Versorgungsbedarf von Lymphödempatient/inn/en in Österreich zu erstellen. Dies führt zu einer Umstrukturierung in unserem Gesundheitssystem, da eine individuelle und situationsgerechte Betreuung von Patient/inn/en mit Lymphödemen gewährleistet sein muss. Dementsprechend sind Maßnahmen zur Unterstützung und Entlastung der Patient/inn/en notwendig.

In der Literatur findet sich eine Anzahl von Empfehlungen für den Einsatz von komplementären Maßnahmen unter dem Begriff Body-Mind-Verfahren (vgl. Eicher&Marquard, 2008, S 245). Dazu gehört auch Therapeutic Touch® als komplementäre Behandlungsmethode. Therapeutic Touch® ist heute international eine evidenzbasierte holistische Therapie, welche in Europa den Mind-Body Therapien zugeordnet wird (vgl. Integrative Therapeutic Touch Institute, 2016). Der Einsatz von Therapeutic Touch® kann diese Unterstützung bieten. Ebenso wird beschrieben, wie die Anwendung von Therapeutic Touch® den Patient/inn/en eine Steigerung von Lebensqualität und Wohlbefinden ermöglicht werden kann. Die komplementäre Methode Therapeutic Touch® ist eine moderne Variante alter Heilpraktiken, bei der durch die Hände der Anwender/inn/en die körpereigene Energie der Patient/inn/en harmonisiert wird. Professionelle Pflegende tragen dabei sehr viel zum Wohlbefinden der Patient/inn/en bei. Professionell geschulte Pflegepersonen können die Anwendung in den täglichen Pflegealltag miteinfließen lassen und dadurch individuell, effizient und kostengünstig pflegen.

Die vorliegende Arbeit beleuchtet die komplementäre Pflegeintervention Therapeutic Touch® und wie diese unterstützend bei einem Lymphödem wirken kann. Die Autorin beschäftigt sich mit österreichischen Daten, Fakten und Statistiken. Im allgemeinen Teil der Arbeit wird über die Grundprinzipien und Bedeutung von Lymphödem bei Mammakarzinom informiert.

Weiters werden Daten, Fakten und Therapiemöglichkeiten erläutert. Wichtige Begrifflichkeiten und Definitionen werden dargelegt. Ein weiteres Kapitel widmet sich Therapeutic Touch® als komplementärer Pflegeintervention. Die geschichtliche Entwicklung von Therapeutic Touch®, Grundlagen, Definition, Voraussetzungen, gesetzliche Rahmenbedingungen sowie die Wirkung werden beschrieben. Ein Unterkapitel ist der Pflegetheoretikerin Martha Rogers gewidmet, die den konzeptuellen Rahmen von Therapeutic Touch® durch ihr Pflegemodell gebildet hat. Die vorliegende Diplomarbeit soll einen Beitrag dazu leisten, die Wirksamkeit der komplementären Methode Therapeutic Touch® begleitend zur konventionellen Therapie bei Lymphödemen infolge vom Mammakarzinom aufzuzeigen.

1.1 Problemdarstellung

Lymphödeme entstehen nach operativer Entfernung der Lymphknoten im Bereich der Achseln bei Brustkrebs (vgl. Eicher&Marquard, 2008, S 367). Die Prävalenz der Lymphödemrate nach Brustkrebs beträgt zwischen 6% und 40% (vgl. Micke et al., 2000, S 206 fff). Die Bandbreite dieser Angaben ist Ausdruck einer uneinheitlich gebrauchten Definition des Lymphödems, unterschiedlich langer Nachbeobachtungszeiten und der Inhomogenität der behandelten Patient/inn/engruppe hinsichtlich der Risikofaktoren, welche die Entwicklung des Lymphödems begünstigen können (vgl. Micke et al., 2000, S 206 fff).

Die Lebensweise, aber auch die Lebensumstände wie z.B. Ernährung, Belastung, Sport und die Psyche haben einen nicht unwesentlichen Einfluss auf das Lymphsystem und damit auf die Entstehung eines Lymphödems (vgl. Bernsen, 2011, S14). Weitere folgende Faktoren, wie eine verminderte Leistungs- und Transportkapazität sowie erhöhte Lymphpflichtige Lasten, können dazu führen, dass ein intaktes Lymphgefäßsystem ins Ungleichgewicht gerät und damit ein Lymphödem entsteht (vgl. Bernsen, 2011, S 14).

1.2 Zielsetzung

Ziel dieser Arbeit ist es, die Wirksamkeit von Therapeutic Touch® bei Lymphödem infolge eines Mammakarzinoms bei einer Patientin, begleitend zur konventionellen Therapie, aufzuzeigen. Dies wird anhand einer Single Case Study mit zehn Therapeutic Touch® Interventionen erörtert.

2 Theoretischer Rahmen

Der theoretische Rahmen gliedert sich einerseits in den Bereich der medizinisch relevanten Aspekte zum Thema Lymphödem und andererseits werden die pflegerelevanten Aspekte beschrieben.

Das Lymphsystem entsteht durch die kleinsten Lymphgefäße, die Lymphkapillaren, sie saugen die im Wasser gelösten Stoffe aus dem Gewebe zwischen den Zellen und nehmen sie ins Lymphgefäßsystem auf. Pro Tag transportiert es in etwa zwei Liter Lymphflüssigkeit und darin lymphpflichtige Lasten wie Eiweiß, Wasser, Fette und Zellen (vgl. Bernsen, 2011 S 18). Im Gegensatz zum Blutkreislauf gleicht das Lymphsystem einem einbahnstraßenähnlichen Drainageröhrensystem den Unterteilungen in das prälymphatische System und das lymphatische System. Das prälymphatische System ist ein effizientes und leistungsstarkes, im Interstitium beginnendes Flüssigkeits- und Proteinzubringersystem, bestehend aus Gewebsspalten, paravasalen Gewebsräumen und elastischen Bindegewebsfasern, die als Transportweg genutzt werden. Die Aufgabe des prälymphatischen Systems besteht darin, den transinterstitiellen Flüssigkeitstransport im Bereich der Blut- und Lymphkapillaren aufrecht zu erhalten (vgl. Eicher&Marquard, 2008, S 368). Das lymphatische System besteht aus einem geschlossenen Rohrsystem der Lymphgefäße und den in die Gefäßbahnen integrierten Lymphknoten. Als Lymphgefäße werden solche Bahnen bezeichnet, die eine Endothelwandung aufweisen. Das lymphatische System wird in verschiedene Gefäßabschnitte gegliedert. Sie beinhalten die Lymphkapillaren, Präkollektoren, Hauptlymphgefäß und die Lymphknoten (vgl. Eicher&Marquard, 2008, S 368). Bei vermehrten Anstieg der interstitiellen lymphpflichtigen Lasten reagieren die kollagenen Bindegewebsfasern mit einer Spannung, die sich auf die äußere Wand der Endothelzellen überträgt und die Lymphkapillaren eindringen kann. Übersteigt der intravasale hydrostatische Druck den extravasalen Druck, dichten die Überlappungssegmente der Endothelzellen das Lumen gegenüber dem Interstitium ab. Die Lymphe wird am Austritt in das Gewebe verhindert und kann nur durch die Präkollektoren und Kollektoren weitertransportiert werden. Dieser

Endothelmechanismus ist nur für hochmolekulare Stoffe von Bedeutung, denn niedermolekulare Substanzen verlassen die Lymphkapillaren durch die Endothelwände wieder und gelangen so zurück in das Interstitium. Dabei tritt eine Eindickung und Konzentration der Lymphe bereits in den Lymphkapillaren ein. Die lymphpflichtige Last wird weiter zu den Lymphkollektoren transportiert, die in ihrer Gefäßwand glatte Muskulatur haben und über eine mehr oder weniger lange Distanz parallel zur Hautoberfläche verlaufen. Die Kollektoren führen die Lymphe zu den jeweiligen regionalen Lymphknoten wie z.B. von der Ellenbeuge bis zur Achsel. Alle Lymphe muss durch mindestens einen Lymphknoten fließen, bevor sie wieder in den Blutkreislauf gelangt. Größere Lymphkollektoren entstehen nicht durch Zusammenschluss mehrerer Gefäße, sondern dadurch, dass mehrere Gefäße bei einem Lymphknoten ankommen und nur wenige, dafür größere aus dem Lymphknoten abgehen. Die Lymphknoten haben verschiedene Aufgaben, unter anderem die Aufnahme und enzymatische Umwandlung, die sogenannte Phagozytose von Bakterien, Viren, Zelltrümmern und Fremdeiweiß. Ferner sind die Lymphknoten an der Reifung und Vermehrung von Lymphozyten beteiligt und damit für die Immunabwehr von besonderer Bedeutung. Die Lymphe gliedert sich in die periphere und viszerale Lymphe. Die periphere Lymphe besteht aus Wasser, Proteinen, Lymphozyten, Zellen, Zelltrümmern und Fremdkörpern. Die viszerale bestehend aus Komponenten der peripheren Lymphe, Lipoproteinpartikeln, fettlöslichen Vitaminen, Enzymen und Hormonen. Bakterien, Viren, Parasiten und Karzinomzellen sind pathologische Bestandteile (vgl. Eicher&Marquard, 2008, S 370). Wenn das Gewebe beschädigt ist oder zu viele Stoffe im Zwischenzellraum gelagert werden, kann es sein, dass es zu einer Gewebeschwellung kommt. Diese Gewebeschwellung wird durch die zurückgestaute Flüssigkeit im Gewebe verursacht und als Lymphödem bezeichnet. Strömt die Lymphe in einer Körperregion nicht richtig, wird dies erst durch eine tastbare und sichtbare Schwellung deutlich (vgl. Bernsen, 2011, S 18). Prinzipiell ist ein Lymphödem nicht schmerzhaft und trotzdem kann es, abhängig vom Ort und Stadium, zu Spannungsgefühlen, Schweregefühlen, Nervenirritationen, Missempfindungen, Bewegungseinschränkungen, Schwäche, Kräfteverlust und zu Wärmeregulationsstörungen in den betroffenen Bereichen kommen (vgl. Bernsen, 2011, S 20).

Trotz uneinheitlicher Definitionen bezeichnet Bernsen das Lymphödem als Ansammlung von Flüssigkeiten und lymphpflichtigen Lasten wie z.B. Eiweiß, Wasser, Fette und Zellen im Zellzwischenraum, ausgelöst durch die dauerhaft verminderte Leistungsfähigkeit des Lymphgefäßsystems, welche die betroffene Region sichtbar und tastbar anschwellen lässt (vgl. Bernsen, 2011, S 19). Die Physiotherapeutin, Masseurin und Lymphtherapeutin Lindemann verfasst im Lehrbuch „Breast Care Nurses" das Kapitel Lymphödeme. Sie beschreibt Lymphödeme, die nach einer operativen Entfernung der Lymphknoten im Bereich der Achseln bei Brustkrebs entstehen. Eine Beeinträchtigung und Unterbrechung des Lymphabflusses bei kombinierter Bestrahlung steigert das Risiko eines Lymphödems deutlich. Können dabei entstandene Engstellen vom Körper nicht umgangen werden, wird der Abtransport der Lymphe zunehmend beeinträchtigt. Der dabei entstehende Lymphrückstau findet sich dann im Rumpfquadranten und kann über den Arm bis in die Finger reichen (vgl. Eicher&Marchard, 2008, S 367). Döller (2013) veröffentlichte in der Wiener Medizinischen Wochenschrift das Lymphödem als eine chronische Erkrankung, die mit einer angeborenen oder erworbenen Störung der Lymphknoten oder der Lymphgefäße einhergeht. Unbehandelt kann das Lymphödem zu Komplikationen oder Invalidität führen. Außer mit den Lymphödemen der Extremitäten beschäftigt sich die klinische Lymphologie auch mit Lymphödemen des Kopfes, der Genitalien und der inneren Organe. Symptome dieser Erkrankung werden oft fehlgedeutet und nicht erkannt. Unwissenheit und Verniedlichung des Lymphödems führen dazu, dass die Behandlung nicht in dem Ausmaß durchgeführt wird, wie es laut dem heutigen wissenschaftlichen Stand möglich ist. Verzögerte oder nicht optimale Behandlung löst heute noch für viele Patienten einen langen Leidensweg aus. Unbeachtet blieb bisher auch, dass das Lymphödem für den Betroffenen eine große psychische und soziale Belastung bedeutet und die Lebensqualität einschränkt. Kenntnisse der Anatomie, Physiologie und Pathophysiologie sowie der Entstehungsursachen sind notwendig, damit eine frühzeitige Therapie eingeleitet werden kann (vgl. Döller, 2013, S 155-161).

Generell gilt bei der Behandlung sekundärer Lymphödeme, je früher mit einer ganzheitlichen Behandlung begonnen wird, desto besser sind die Chancen, das Fortschreiten der Krankheit zu verhindern (vgl. Eicher&Maquard, 2008, S 378). Daher ist es von großer Wichtigkeit, Mediziner/inn/en und Therapeut/inn/en auf zu suchen, die mit diesem Krankheitsbild vertraut sind und sich auf dem Gebiet der Lymphologie fortgebildet haben (vgl. Bernsen, 2011, S 18). Erste postoperative Schwellungen bilden sich im Rahmen der Wundheilung zurück und sind daher von den chronischen Lymphödemen zu unterscheiden (vgl. Eicher&Marchard, 2008, S 367). Der Grad eines Lymphödems ist abhängig von der individuellen Anlage der Lymphgefäße, der Radikalität der Operation, der evtl. notwendigen Strahlentherapie und den alltäglichen Aktivitäten der Klient/inn/en. Ein Lymphödem geht mit körperlichen Beschwerden einher. Zudem leiden viele Brustkrebspatient/inn/en unter psychosozialen Belastungen und Einschränkung ihrer Lebensqualität (vgl. Eicher&Marquard, 2008, S 367). Lindemann beschreibt in dem Kapitel Lymphödeme in dem Lehrbuch für Breast Care Nurses, die Lymphödembehandlung als komplexe Entstauungstherapie. Dabei handelt es sich um eine zwei Phasen Therapie. Zum einen wird eine manuelle Lymphdrainage und Entstauungstherapie durchgeführt und zum anderen eine Kompressionstherapie mit Hautpflege und Bewegungstherapie. Die komplexe physikalische Entstauungstherapie (KPE) erfolgt fünfmal wöchentlich über zwei bis vier Wochen. Die manuelle Lymphdrainage (MLD) wird ein bis zweimal pro Tag durchgeführt. Weiters erfolgt eine Kompressionsbandagierung, die dazugehörige Hautpflege und entstauende Bewegungstherapie. Ziel der ersten Phase ist es, die Mobilisierung der Ödeme, Flüssigkeiten, Ausbau von Anastomosen und Reduktion von Fibrosen. Eine Aufklärung der Patient/inn/en erfolgt über das Erlernen eines Eigenübungsprogramms wie z.B. Selbstbehandlungsgriffe, Selbstbandagierung und Entstauungsgymnastik erfolgt. Die zweite Phase der KPE, die Erhaltungs- und Optimierungsphase passiert ein bis zweimal wöchentlich. Weiters werden manuelle Lymphdrainage und bei Bedarf eine Kompressionsbandagierung durchgeführt mit einem besonderen Augenmerk auf die Hautpflege und in Eigenregie erfolgt eine Bewegungstherapie. Das Ziel der zweiten Phase ist es das Ergebnis der ersten Phase zu erhalten und vorhandene Bindegewebsvermehrungen weiter zu reduzieren. Eine weitere ganzheitliche Begleitung und Unterstützung der Patient/inn/en bezüglich der Ödemkrankheit ist unbedingt notwendig (vgl. Eicher&Marchard 2008, S 378). Diese beschriebenen Faktoren sind durch pflegerische Betreuung durchaus beeinflussbar. Dazu ist es notwendig, eine vertrauensvolle Beziehung zu dem oder der Betroffenen aufzubauen.

Der Betreuungsansatz ist auf die Bedürfnisse und das Befinden der Patient/inn/en ausgerichtet. Ein wichtiger Aspekt dabei ist die ressourcenorientierte Betreuung, bei welcher nicht nur die Problembereiche beachtet werden, sondern auch die gesunden Anteile der Patient/inn/en unterstützend berücksichtigt und genutzt werden. Das primäre Ziel der Pflege ist das Vermitteln eines positiven, vitalisierenden Empfindungszustandes für Körper und Seele. Das Empfinden eines seelisch und körperlichen angenehmen, entspannenden und energiespendenden Zustands zeigt sich als Lebensnotwendigkeit und als Grunddimension des heilenden Geschehens (vgl. Kolcaba, 2002, S 13). Da Wohlbefinden und Lebensqualität in diesem Prozess wichtig sind, wird das Wohlbefinden der Patient/inn/en sichergestellt und damit eine Verbesserung der Lebensqualität ermöglicht. Die Herausforderung der damit befassten Personen besteht nicht nur darin fachgerecht nachzukommen, sondern in einem viel höheren Maß in dem Respekt vor den Wünschen des jeweilig Betroffenen, ohne von eigenen Anschauungen und Wertemustern beeinflusst zu sein.

Die Ursachen eines Lymphödems sind vielfältig. Es kann sich z.B. um ein sogenanntes primäres Lymphödem, eine anlagebedingte Störung handeln. Meist sind es durch Operationen, kombiniert mit Bestrahlung bedingte Schäden, die ein intaktes Lymphgefäßsystem ins Ungleichgewicht bringen, wie durch die Entfernung der Lymphknoten bei Tumorerkrankungen. In diesen Fällen spricht Bernsen von sekundärem Lymphödem (vgl. Bernsen, 2011, S 18). Bei der Entstehung eines Lymphödems werden behandlungsbedingte und individuelle Faktoren unterschieden (vgl. Eicher&Marquard, 2008, S 373). Zu den behandlungsbedingten Faktoren gehören das Tumorstadium, die Ausdehnung des Tumors, die Art der Operationen, Komplikationen wie Hämatome, Serome, Wundinfektionen und Wundheilungsstörungen, die Art der anschließenden Therapien und die Anzahl der befallenen Lymphknoten. Je mehr Gewebe und Lymphknoten entfernt wurden, desto größer ist die Ödembereitschaft. Die Hauptmenge der Lymphe der Brustdrüsen, des vorderen und hinteren oberen Rückens und des gleichseitigen Arms fließt zu den axillären Lymphknoten. Zusätzliche Bahnen existieren zu den supraklavikulären Lymphknoten. In einem solchen Fall können die Lymphknoten die Funktion der entfernten Achsellymphknoten übernehmen. Dies erklärt, warum manche Patient/inn/en nach Entfernung der Lymphknoten kein Ödem entwickeln. Weiters spielt die Regenerationsfähigkeit eine große Rolle. Die ersten postoperativen Tage sollte das Operationsgebiet geschont werden. Die Radiotherapie ist ein wesentliches Risiko für die Entstehung eines Lymphödems. Selbst nach Jahren kann es zu chronischen Folgen durch die Bestrahlung kommen. Sie entstehen durch die krankhafte Veränderung des Bindegewebes und Gefäßsystems. Es kann zur Verhärtung der Haut kommen, was eine Bewegungseinschränkung zur Folge hat (vgl. Eicher&Marquard, 2008, S 373-374). Neben den behandlungsbedingten Faktoren können individuelle Einflüsse Entstehung beitragen. Grund ist die Störung der Anastomosen im Bereich supraklavikulären Lymphknoten und der Anastomosen zur Leiste. Sie entstehen z.B. durch zu enge Kleidung, Riemen der Schultertasche, eng anliegende Schmuckstücke oder das Blutdruckmessen an der betroffenen Extremität sowie im Rumpfquadrantenbereich. Auch ausgedehnte Sonnenbäder, Saunieren oder Thermalbäder werden als Einflussfaktoren beschrieben. Es besteht auch ein erhöhtes Risiko für Infektionen, die wiederum ein Lymphödem auslösen kann. Entsteht auf Grund einer Verletzung oder eines Insektenstiches eine gerötete Stelle, muss sofort medizinische Hilfe aufgrund der Gefahr eines Erysipels in Anspruch genommen werden. Eine Wechselwirkung zwischen der Häufigkeit und dem Schweregrad eines Lymphödems und dem Körpergewicht ist nicht abwegig. Bei adipösen Patient/inn/en ist der Anteil eines sekundären Lymphödems wesentlich höher und somit kann Adipositas als Risikofaktor gelten (vgl. Werner et al., 1991, S 177-184). Um diesen Faktoren entgegenzuwirken, verordnen Mediziner/inn/en zunächst eine manuelle Lymphdrainage. Therapeut/inn/en planen nun ganz individuell, wohin die Ödemflüssigkeit aus den Gebieten verschoben werden kann, ohne dass auf die entfernte Lymphknotenkette hingearbeitet wird. Der Befund und die Therapieplanung müssen auch für andere Therapeut/inn/en nachvollziehbar sein und dokumentiert werden. Diese sanfte, fast streichelnde Therapie beginnt immer in der Halsregion. Gründe dafür sind die Vorbereitung des Übergangs Lymph.-und Blutgefäßsystems sowie eine Umstimmung in Richtung Ruhe und Entspannung. Die Griffe besitzen eine gewisse Kreisförmigkeit und eine deutliche Druck und Null Phase. In der Regel werden bei der manuellen Lymphdrainage keine Schmerzen auftreten und es darf zu keiner lang anhaltenden Rötung kommen. Jedoch kann es trotzdem bei bestimmten und speziellen Griffen auch zu Schmerzen kommen. Die therapeutischen Handpositionen müssen langsam und rhythmisch angewandt werden. Nur bei sehr festen Lymphödemen werden nur für wenige Augenblicke einen stärkeren Druck haben. Während der Durchführung werden nicht nur die oben angeführten Gebiete nacheinander behandelt, sondern immer wieder auf schon vorbehandelte Gebiete zurückgegangen. Während im gesunden Gebiet die Anregung der Lymphgefäßmotorik im Vordergrund steht, müssen im Ödemgebiet das Lockern, Lösen, Verflüssigungen und schließlich das Verschieben der Ödemflüssigkeit im Vordergrund stehen. In der Entstauungsphase muss täglich behandelt werden, sprich manuelle Lymphdrainage mit einem lymphologischem Kompressionsverband. Hingegen wird in der Erhaltungsphase ganz unterschiedlich oft behandelt, dreimal, zweimal, oder gar nur einmal pro Woche (vgl. Bernsen, 2011, S 56-57). Durch die manuelle Lymphdrainage wird die Pumpfunktion der Lymphgefäße gesteigert und somit die erhöhte Sogwirkung der Lymphe aus dem gestauten Gebiet abtransportiert. Im Verlauf der Behandlung wird die Lymphflüsssigkeit aus den gestauten Bereichen in ödemfreie Bezirke verschoben. Der positive Effekt der manuellen Lymphdrainage hält nicht länger als dreißig Minuten an. Wird danach von außen keine Kompression auf das Lymphgefäßsystem ausgeübt, nimmt das Ödem an der Stelle, wo das Lymphsystem nicht ausreichend arbeitet, wieder zu (vgl. Bernsen, 2011, S 58). Es gibt auch Kontraindikationen bei MLD zu beachten wie z.B. geschwollene Lymphknoten am Hals mit oder ohne Krankheitszeichen, Fieber, Thrombosen, Metastasen und Implantate (vgl. Bernsen, 2011, S 60). Eine weitere ärztlich verordnete Therapie ist der lymphologische Kompressionsverband. Beim Tragen sollten keine Schmerzen, Kribbeln, Taubheitsgefühl, Verfärbung der Finger und Kurzatmigkeit auftreten. Vor Beginn der Bandagierung kann eine Pflegelotion auf die Haut aufgetragen werden. Meist ist es ausreichend vor der erneuten Bandagierung die Haut schonend zu reinigen und mit einer auf das Hautbild abgestimmten Lotion zu pflegen (vgl. Bernsen, 2011, S 61). Wie schon erwähnt, hat die Hautpflege einen besonderen Stellenwert bei der Therapie des Lymphödems. Sie sollte die physiologischen Funktionen erhalten und wieder herstellen. Dabei ist so viel Feuchtigkeit wie nötig und so wenig Fett wie möglich verwenden. Ein höherer Fettanteil in den Pflegeprodukten kann dazu führen dass es zu vermehrten Schwitzen in diesem Bereich kommen kann und die Atemfunktion der Haut eingeschränkt ist. So können Reizungen und Entzündungen entstehen, die unter Umständen behandlungsbedürftig sind. Ideal sind ph-neutrale und parfumfreie Produkte (vgl. Bernsen, 2011, S 24). Ein weitere Möglichkeit ist das Lymph-Taping oder auch besser bekannt unter dem Namen Kinesio-Taping. Dies ist ein weiterer Bestandteil in der Behandlung des Lymphödems. Die Wirkung im Bereich des Lymphödems ist mit der manuellen Drainage vergleichbar. Die Wirkung ist zwar nicht so stark wie eine manuelle Beeinflussung, jedoch werden die Tapes mehrere Tage getragen, sodass die Patient/inn/en bei jeder noch so kleinen Bewegung eine Unterstützung ihres Lymphsystems erfährt (vgl. Bernsen, 2011, S 66). Die Klebestreifen sind eine sinnvolle Ergänzung zum Therapiespektrum, können aber eine Behandlung nicht ersetzen (vgl. Bernsen, 2011, S 66). Um ein Lymphödem beurteilen zu können, muss es zuerst erfasst werden. Mögliche Assessmentinstrumente werden im Weiteren beschrieben.

Zunächst findet eine allgemeine und ödembezogene Anamnese statt. Die Entstehung eines Lymphödems hängt von bereits genannten Faktoren ab und umfasst die Anamnese zur Familie und zu deren Umfeld, sowie zum Beruf und zu den Hobbys, um die Belastungen der Patient/inn/en richtig einschätzen zu können (vgl. Eicher&Marquard, 2008, S 376). Die ödembezogene Anamnese beinhaltet Fragen wie z.B., wann und warum wurde die Operation durchgeführt, gab es postoperative Beschwerden am Arm oder Brustkorb, wurde eine Chemotherapie oder Radiotherapie durchgeführt, gibt es zurzeit Beschwerden oder Schmerzen und haben sie bereits einmal eine manuelle Lymphdrainage oder Kompressionstherapie erhalten. Weiters ist zu klären ob die Patient/inn/en eine Schonhaltung einnehmen, klagen Patient/inn/en über Missempfindungen öder Lähmungserscheinungen, sind Herz-Kreislauf und/oder Lungenerkrankungen bekannt, leiden Patient/inn/en an Nieren- oder Blasenerkrankungen oder liegen Stoffwechselerkrankungen vor (vgl. Eicher&Marquard, 2008, S 376). Nach der Anamnese findet eine Inspektion der Patient/inn/en statt. Die Inspektion beinhaltet die Überprüfung der Symmetrie der Arme, sichtbare Einschnürungen, Hautfarbe, Qualität der Narbe, sichtbare Strahlenschäden, Hautveränderungen, sichtbare Muskelatrophien oder sichtbare Ödeme. Im weiteren Verlauf erfolgt die Palpation durch Therapeut/inn/en. Die warmen Hände der Therapeut/inn/en machen den Palpationsbefund für die Patient/inn/en angenehmer. Die Palpation beinhaltet folgende Aspekte, wie z.B.

welche Konsistenz hat das Ödem und wo befindet es sich genau, wie gut lässt sich die Flüssigkeit verschieben, wie ist die Hautverschieblichkeit, der Hautzustand und die Temperatur, wie fällt das Stemmer Zeichen aus (ein positiver Stemmer bedeutet eine verdickte, schwer oder gar nicht abhebbare Hautfalte), lässt sich das Ödem eindrücken, gibt es fibrotische Veränderungen und wie ist der Narbenzustand. Anschließend findet eine exakte Untersuchung des Bewegungsapparates in Form einer Funktionsanamnese statt. Dies ist ein wichtiger Bestandteil der Eingangsuntersuchung. Insbesondere Patient/inn/en mit sekundärem Lymphödem zeigen sehr oft Auffälligkeiten im Hals- und Brustwirbelsäulenbereich. Zur Funktionsbeurteilung wird der Bewegungsumfang bestimmt. Dies geschieht nach der Neutral-Null-Methode. Bei dieser Messmethode werden die Gelenkbewegungen aus einer einheitlich definierten Null Stellung heraus gemessen. Ausgegangen wird vom herunterhängenden Arm und nach vorn gehaltenen Daumen. Die Patient/inn/en führen in jedem Gelenk die ihnen mögliche Bewegung aus. Am Bewegungsende legen Therapeut/inn/en einen Winkelmesser an, lesen die Gradzahl ab und dokumentieren. Im Weiteren werden auch Umfangmessungen und Hautfaltentests durchgeführt. Diese dienen in erster Linie dazu, das Ausmaß des Ödems zu bestimmen. Die Umfangmessungen sind vor und nach jeder Behandlung indiziert. Folgendes Volumenmessverfahren der Extremitäten kommt zum Einsatz. In der Fachzeitschrift Medizintechnik präsentieren Markus&Markus (2004) die von ihnen entwickelte Messmethode bei Armlymphödemen mit der das Armvolumen ermittelt werden kann (vgl. Markus&Markus, 2004, S 366). Als Messmedium dient Wasser, welches in hervorragender Weise geeignet ist, da es leicht verfügbar und hautfreundlich ist und die gesamte Oberfläche der hochgradig unebenen Hand und des Armes in vollständiger Weise umschließt. Die Messmethode ist einfach und kann ohne Belastung der Patient/inn/en beliebig oft wiederholt werden. Der Arm wird in einen wassergefüllten Zylinder, der Volumeter genannt wird, eingeführt. In einer bestimmten Höhe fließt das Wasser über einen Abflusshahn ab, wird aufgefangen und vermessen. Das gemessene Wasservolumen entspricht dann in direkter Weise dem Volumen des Armsegmentes (vgl. Markus&Markus, 2004, S 367). Da Pflegepersonen in diesem Prozess in der Handhabung miteingebunden sind, werden im Rahmen des Pflegeprozesses die entsprechenden Pflegediagnosen sowie Pflegemaßnahmen geplant.

Obwohl Ödeme zahlreich vorkommen, sei es in Verbindung mit einer Herzinsuffizienz, einer Thrombophlebitis oder einem Tumorleiden, finden sich in der Klassifikation der NANDA nur begrenzte Diagnosen, mit denen der spezifische Pflegebedarf der Betroffenen beschrieben und begründet werden kann (vgl. Lindner&Balzar, 2009, S 141). Hauptsächlich kommen hierfür die Diagnose „Periphere Durchblutungsstörung“ (Domäne „Aktivität/Ruhe“) sowie Diagnosen hinsichtlich auf der Auswirkungen auf die Haut (Domäne „Sicherheit/Schutz“) und Schmerzen (Domäne „Wohlbefinden“) in Betracht. Diese Diagnosen müssen in der Praxis konkretisiert werden, beispielsweise wenn es darum geht, sie spezifischen Problemen von Patient/inn/en mit einem Lymphödem infolge der Behandlung onkologischer Erkrankungen zu beschreiben (vgl. Lindner&Balzar, 2009, S 141). Die North American Nursing Diagnosos Association (NANDA) beschreibt, durch methodisches Vorgehen werden pflegerelevante Aufgaben erkannt und dabei Pflegediagnosen verfasst. Diese beinhaltet den Pflegediagnosetitel, die Ätiologie, die Symptome, Ressourcen, Pflegeziele und die Auswahl der Pflegemaßnahmen, welche in den pflegerischen Kernkompetenzbereich fallen. Eine Pflegediagnose zu erstellen, ist ein Element des Pflegeprozesses. Der Pflegeprozess ist eine Theorie über die Art, wie Pflegende die Versorgung eines Individuums organisieren. Dieser ist laut dem Gesundheits- und Krankenpflegegesetz ein fünfstufiges Phasenmodell. Das fünfstufige Modell beinhaltet die Problemidentifikation und die Problemlösung. Zur Identifikation zählen die Prozessschritte Assessment und Diagnose, daran schließt als zweite Komponente die Problemlösung mit den Aspekten der Pflegezielbestimmung, der Interventionen und Ergebnisbewertung an. (vgl. ÖBIG, 2010, S 10).

Der diagnostische Prozess der Pflege unterscheidet sich vom diagnostischen Prozess der Medizin insofern, als dass es möglich ist, die Personen, die im Mittelpunkt der pflegerischen Behandlung stehen, als Partner der Pflegenden eng in das Assessment und den diagnostischen Prozess miteinbezogen werden sollten. Es wird angenommen, dass Pflegende Menschen mit ihren Diagnosen und Interventionen nicht gesund machen, sondern, dass Menschen sich selbst durch ihr eigenes Verhalten gesund machen. Dies ist darin begründet, dass der Fokus der pflegerischen Behandlung im Erreichen des Wohlbefindens und Selbstverwirklichung einer Person liegt. Mit den Pflegediagnosen als Grundlage der pflegerischen Behandlung benötigen Pflegende diagnostische Kompetenzen in intellektuellen, interpersonellen, technischen Bereichen, die Entwicklung persönlicher Stärken und die Anwendung reflektiven Denkens. Der diagnostische Prozess der Pflege unterscheidet sich vom diagnostischen Prozess der Medizin insofern, dass es möglich ist, die Personen, die im Mittelpunkt der pflegerischen Behandlung stehen, als Partner/innen der Pflegenden eng in das Assessment und den diagnostischen Prozess einzubeziehen. Dabei entsteht bei klassifizierten Pflegediagnosen ein einheitliches Verständnis der pflegediagnostischen Formulierung (vgl. NANDA, 2010, S 24ff).

Bestimmende Merkmale sind beispielweise eine veränderte Fähigkeit frühere Aktivitäten fortzuführen, eine beobachtete Schonhaltung, verändertes Schlafmuster, Fatigue, verbale Äußerung über Schmerz, beobachtete Schonhaltung, Depression und Atrophie der beteiligten Muskelgruppen. Eine weitere Möglichkeit ist die Pflegediagnose "Periphere Durchblutungsstörung“, die laut NANDA der Domäne 4 „Aktivität/Ruhe“, Klasse „Kardiovaskuläre/Pulmonale Reaktionen“ zugeordnet ist. NANDA definiert die periphere Durchblutungsstörung wie folgt: „Ineffective peripheral tissue perfusion (00204)“:

> *„Verminderung der Blutzirkulation in der Peripherie, die die Gesundheit beeinträchtigen könnte.“ (*NANDA, 2010, S164).

Bestimmende Merkmale aus der Sicht der Patient/inn/en sind beispielsweise veränderte Hauteigenschaften, Ödeme, Hautfarbe erblasst beim Anheben, Missempfindungen, Blutdruckveränderungen in den Extremitäten und fehlende Pulse. Aus Sicht der Pflegepersonen werden folgende Merkmale beschrieben: Fehlendes Wissen über verstärkende Faktoren wie beispielsweise bewegungsarmer Lebensstil, Adipositas und Immobilität. Folgende Diagnose wie die Gewebeschädigung kann auch zur Anwendung kommen. Gewebeschädigung ist der Domäne 11 „Sicherheit/ Schutz“, Klasse 2 „Physische Verletzung“ zugeordnet.

NANDA definiert Gewebeschädigung wie folgt: „Gewebeschädigung, Impaired tissue integrity (00044)“.

> *„Schädigung der Schleimhaut, der Hornhaut, der Haut oder des subkutanen Gewebes.“* (NANDA, 2010, S 322)

Bestimmende Merkmale wie beschädigtes und zerstörtes Gewebe. Beeinflussende Faktoren wie beispielsweise eine veränderte Durchblutung, Strahlung und Flüssigkeitsüberschuss. Die Pflegediagnose „Hautschädigung“, laut NANDA der Domäne 11 „Sicherheit/Schutz“, Klasse 2, „Physische Verletzung“ zugeordnet, kann ebenso zur Anwendung kommen. NANDA definiert Hautschädigung wie folgt: „ Impaired skin integrity (00046)“.

> *„Veränderte Epidermis (Oberhaut) und/oder Dermis (Lederhaut).“* (NANDA, 2010, S 323).

Bestimmende Merkmale wie beispielsweise zerstörte Hautschichten, und Schädigung der Epidermis. Äußere beeinflussende Faktoren wie Hyper- und Hypothermie, Strahlung, körperliche Immobilität und Feuchtigkeit. Die inneren Faktoren beinhalten Veränderung des Flüssigkeitshaushaltes, Veränderung des Turgors, Entwicklungsbezogene Faktoren wie Adipositas, Stoffwechselstörungen, immunologische Defizite, Durchblutungsstörungen und beeinträchtigte sensorische Empfindung. Die Pflegediagnose „Gefahr einer Hautschädigung“, laut NANDA der Domäne 11 „Sicherheit/Schutz“, Klasse 2, „Physische Verletzung“ zugeordnet, findet in der Pflegeplanung auch Einsatz. *NANDA* definiert die Gefahr einer Hautschädigung wie folgt: „Risk for impaired skin integrity (00047)“:

> *„Risiko einer nachteiligen Hautveränderung.“* (NANDA, 2010, S 324).

Äußere Risikofaktoren sind Hyper- und Hypothermie, Strahlung, körperliche Immobilität, Feuchtigkeit, und innere Faktoren sind Veränderung des Hautturgors, entwicklungsbedingte Faktoren wie Adipositas, beeinträchtigte Durchblutung, psychogene Faktoren, sensorische beeinträchtigte Empfindung und immunologische Faktoren. Um den genannten Merkmalen entgegen wirken zu können, empfiehlt es sich mit der komplementären Pflegeintervention Therapeutic Touch® zu beginnen, die im folgenden Kapitel erläutert wird.

2.1 Therapeutic Touch®, eine komplementäre Pflegeintervention

Viele Patient/inn/en suchen komplementäre Behandlungsmethoden, um die Lebensqualität zu verbessern. In der Literatur findet sich eine Vielzahl von Empfehlungen für den Einsatz von Therapeutic Touch® als komplementäre Behandlungsmethode. Therapeutic Touch® ist ein komplementäres Pflegekonzept und hat sich aus der Praxis des „Handauflegens“ entwickelt. Der Heilprozess bei Therapeutic Touch® ist ein bewusster Prozess und beruht auf fundiertem Wissen und Forschungsergebnissen über den therapeutischen Einsatz menschlicher Energien (vgl. Krieger, 2012, S 27). Dabei wird Vitalenergie mit den Händen im, am und um den physischen Körper unter Einbeziehung des humanen bioelektromagnetischen Feldes (Energiefelder) entsprechend standardisierter Schritte moduliert und dirigiert. Therapeutic Touch® ist eine Methode, bei der man mit Hilfe der Hände nicht physische und menschliche Energien bewusst lenkt oder harmonisiert, mit dem Ziel den Körper zur Heilung zu aktivieren (vgl. Krieger, 2012, S 18). Therapeutic Touch® beruht auf der Annahme, dass der Körper des Menschen ein offenes Energieumfeld ist, das durch therapierendes Personal wahrnehmbar und formbar ist. Der Fokus liegt dabei auf der Entspannung des Körpers. Damit stellt Therapeutic Touch® eine Methode der Linderung von Beschwerden bei Personen dar, die krank, geschwächt oder traumatisiert sind (vgl. Weydert-Bales, 2014, S 22).

Therapeutic Touch® ist im Curriculum der Allgemeinen Gesundheits- und Krankenpflege in Österreich enthalten und basiert auf dem Pflegemodell nach Martha Rogers mit dem Ziel das Pflegekonzept zu beschreiben und die Pflegerelevanz argumentieren zu können (vgl. ÖBIG, 2003, S 267). Ziel war ein praxisintegriertes und offenes Curriculum. Zugrundeliegend ist ein speziell für die Berufsgruppe erstellter Orientierungs- und Konzeptionsrahmen, in dem Pflege- und Bildungsverständnis, didaktische Prinzipien und lerntheoretischer Hintergrund festgelegt sind.

In der Zeit von 1998 bis 2003 wurde das ÖBIG vom Gesundheitsressort beauftragt, ein Curriculum für die Ausbildung des gehobenen Dienstes für allgemeine Gesundheits- und Krankenpflege zu entwickeln. Das vorliegende Curriculum für die Ausbildung in allgemeiner Gesundheits- und Krankenpflege ist das Ergebnis eines auf Bundesebene angelegten, in unterschiedlichen Arbeitsteams organisierten

Entwicklungsprozesses, in welchen rund 190 Vertreter der Gesundheits- und Krankenpflege aus Theorie und Praxis sowie Experten unterschiedlicher Fachrichtungen direkt oder indirekt eingebunden waren. Das Curriculum bietet einen wesentlichen Beitrag zu Qualitätsentwicklung und Sicherung im Rahmen der Pflegeausbildung Österreichs (vgl. ÖBIG; 2003; S 267).

Um Therapeutic Touch® in der Praxis anwenden zu können sind weitere Voraussetzungen erforderlich, die im folgenden Kapitel näher erläutert werden.

2.2 Voraussetzungen für die Anwendung der Pflegeintervention Therapeutic Touch®

Um im klinischen Kontext Therapeutic Touch® anwenden zu können sind gesetzliche Rahmenbedingungen zu beachten. Therapeutic Touch® gehört laut Bundesministerium für Gesundheit in den Bereich komplementärer Pflege. Die komplementäre Maßnahme und die gesetzliche Regelung erfolgt durch den eigenverantwortlichen Tätigkeitsbereich nach §14 der Gesundheitsberufe innerhalb des Berufsbildes (vgl. Weiss, 2011, S.11), der seit der GuKG Novelle 2016 als pflegerische Kernkompetenz bezeichnet wird. Zur Ausübung von Therapeutic Touch® im klinischen Kontext ist nach der Weiterbildungsverordnung entsprechend des Gesundheits- und Krankenpflegegesetz eine Weiterbildung gemäß §64 erforderlich (vgl. Rechtsinformationssystem, 2015).

Für die Durchführung einer Therapeutic Touch® Intervention ist die sachliche Aufklärung der Patient/inn/en durch das anwendende Pflegepersonal erforderlich. Verfügt die Patient/inn/en über die notwendige Einsichts- und Urteilspflicht, erfolgt das schriftliche Einverständnis, das von Ploner-Grißmann (fachwissenschaftliche und pädagogische Leitung des Integrative Therapeutic Touch Institutsl) entwickelt und zur Verfügung gestellt wurde. Wenn volljährige Patient/inn/en aufgrund psychischer Krankheit oder einen geistigen Behinderung nicht in der Lage selbst zu entscheiden, ist deren Sachwalter zu kontaktieren (vgl. Andreaus & Kretzl, 2013, S 38ff).

Zur Anwendung von Therapeutic Touch® sind mehrere Voraussetzungen notwendig. Dazu zählt auch das Verständnis des Pflegemodells von Martha Rogers, ihre Theorie die das biomagnetische Feld beschreibt. Dies wird ausführlich im nächsten Kapitel beschrieben.

2.2.1 Konzeptioneller Rahmen – das Pflegemodell nach Martha Rogers

Ein möglicher konzeptioneller Rahmen von Therapeutic Touch® wird durch das Pflegemodell vom Martha Rogers gebildet. Ihre Theorie beschreibt das biomagnetische Feld, welches durch die komplementäre Pflegeintervention beeinflusst werden kann. Therapeutic Touch® beruht auf den Überlegungen der Pflegewissenschaftlerin Dolores Krieger und wie bereits schon erwähnt, der Pflegetheoretikerin Martha Rogers mit dem Werk *Wissenschaft vom unitären Menschen.* Martha Rogers beschreibt die unitären Menschen als nicht auf ihre Einzelteile reduzierbare Ganzheiten. Es sind die als Energiefelder begriffenen Individuen, die mehr als die Summe ihrer Teile sind und mit ihren jeweiligen Umweltfeldern interagieren (vgl. Rogers, 1997, S 173). Rogers definiert vier Konzepte rund um den unitären Menschen.

Energiefeld: Das Energiefeld ist die gedankliche Begrenzung, welche die Einheit des Menschen ausmacht. Das menschliche Energiefeld ist ein nicht auf einzelne Elemente reduzierbares, unteilbares, pandimensionales Energiefeld, das durch Muster gekennzeichnet ist. Es zeigt Charakteristika, die spezifisch für das Ganze sind und nicht aus dem Wissen um die Teile vorhergesagt werden können (vgl. Rogers, 1997, S 174).

Offenheit: Rogers sieht die Energiefelder als offene Systeme an. Der Mensch steht in ständiger Interaktion von Energie und Materie mit seiner Umwelt (vgl. Rogers, 1997, S 175).

Muster: Das unterscheidende Charakteristikum eines Energiefeldes. Das Muster gibt dem Feld seine Identität. Das Feldmuster jedes Menschen ist einzigartig und verknüpft mit dem Feldmuster seiner Umwelt. Muster verändern sich ständig durch gegenseitige Beeinflussung (vgl. Rogers, 1997, S 175).

Pandimensionalität: Pandimensionalität wird definiert als ein nichtlinearer Bereich ohne räumliche oder zeitliche Attribute. Rogers ersetzte diesen Begriff 1993 durch den Begriff Vierdimensionalität, um der Unbegrenztheit besser Ausdruck zu verleihen (vgl. Rogers, 1997, S 175).

Das Energiefeld des Menschen soll durch die Kunst der Pflege gestärkt werden. Martha Rogers geht davon aus, dass dies durch das Anwenden wissenschaftlicher Kenntnisse geschieht. Die Kompetenz der Pflegepraxis hängt ab von der Art und dem Umfang der pflegewissenschaftlichen Kenntnisse der Praktiker/inn/en und davon, wie dieses Wissen durch phantasiereiches und kritisches Handeln im Dienst am Menschen zu Tragen kommt (vgl. Rogers, 1997, S 152). Eine pflegewissenschaftliche Ausbildung ist aus ihrer Sicht unabdingbar, um den Aufgaben der Pflege gerecht zu werden. Das bewusste Beeinflussen von Mustern des Menschen verlangt große Kompetenz. Pflegekräfte nehmen an Veränderungsprozessen teil, um Menschen zu helfen, eine Ebene zu erreichen, die mit besserer Gesundheit assoziiert wird. Diese sind etwa: Die Gestaltung eines sinnvollen Überganges zwischen Leben und Tod, Mobilisierung der individuellen oder familiären Ressourcen, Steigerung der Integrität und Stärkung der Mensch-Umwelt oder Familie-Umwelt-Beziehung, Vermehrung des Pflegewissens für die Praxis, Identifikation der Modalitäten (vgl. Neumann-Ponesch 2014, S 147).

Methodisch rät Rogers zur bewussten gemeinsamen Musterbildung, die in pflegerischen Interventionen umgesetzt wird. Es handelt sich dabei um einen kontinuierlichen Prozess, in dem die Pflegekraft und der Klient oder die Klientin mit der Umwelt gemeinsam die Muster des umweltbezogenen Energiefeldes beeinflussen, um Wohlbefinden herstellen zu können (vgl. Neumann-Ponesch, 2014, S 147f). *Die Wissenschaft vom unitären Menschen* bildet den konzeptuellen Rahmen zur Integration von Therapeutic Touch® in den Pflegealltag. Um Therapeutic Touch® noch besser verstehen zu können sind auch biophysikalische Grundlagen erforderlich, die im nächsten Kapitel beschrieben werden.

2.2.2 Biophysikalische Grundlagen

Die Grundlage von Therapeutic Touch® ist das bioelektromagnetische Feld (vgl. Ploner-Grißmann, 2013, S 22). Ergebnisse elektromagnetischer Untersuchungen erbrachten den Nachweis, dass entgegengesetzte Ladungen und Kräftefelder in lebenden Systemen existieren. Das menschliche Wesen ließ sich als elektrisches Feld beschreiben (vgl. Rogers, 1997, S 57). Oschman führte elektromikroskopische Untersuchungen durch und konnte das menschliche Zellmaterial erforschen. Dieses besteht aus einem Netzwerk von Röhrchen und Fasern, welches als zytoplasmatische Grundsubstanz oder Matrix bezeichnet wird. Es bleibt nur wenig Raum für Zellflüssigkeit, die auch in das Zellgerüst eingebunden ist. Dadurch lässt sich erklären, dass die Therapeut/inn/en durch die Hände nicht nur Haut, sondern auch das ununterbrochene Gewebe, welches sich durch den ganzen Körper erstreckt, berührt (vgl. Oschmann, 2009, S 34). Pischinger erkannte, dass die Systeme der Grundregulation für alle lebensnotwendigen Funktionen Kapillargefäße, Matrix und Zelle verantwortlich sind. Diese Elemente können eine ganzheitliche Heilung beeinflussen. Das Netzwerk zwischen den Zellen kann Informationen speichern, verarbeiten und weiterleiten. Durch gezielte Interventionstechniken in Form einer komplementären Therapie, wie z.B. Therapeutic Touch®, kann Energie dirigiert und dadurch Funktionen gesteuert werden. Jeder menschliche Körper entwickelt ein biomagnetisches Feld, jedes Organ und Gewebe trägt zu dem Muster bei. Es kommt zu Veränderungen durch funktionelle Aktivitäten (vgl. Oschmann, 2009, S 45ff). Im komplementären Bereich wurde Therapeutic Touch® durch Zimmermann in den 80er Jahre untersucht. Es wurde ein Squid-Magnetometer mit hochempfindlichen Detektoren, welche biomagnetische Felder im Körper wahrnehmen, verwendet. Während der bewussten Entspannung der Therapeut/inn/en zeichnete das Gerät ein stark ausstrahlendes biomagnetisches Feld auf, welches von der Hand der Anwender/inn/en ausgeht. Das ausgesendete Signal variiert von einer Frequenz zwischen 0,3 und 30 Hertz und bewegt sich bei den meisten Aktivitäten um 7-8Hertz. Dies wird als angenehmes Kribbeln, Vibrieren oder Kitzeln wahrgenommen (vgl. Oschman, 2009, S 61ff). Grundsätzlich ist für Anwender/inn/en von Therapeutic Touch® dies ein immerwährender fortschreitender Prozess an den sich alle Beteiligten weiterentwickeln können. Die Entstehung und Entwicklung von Therapeutic Touch® wird im folgenden Kapitel beschrieben.

2.3 Entwicklung von Therapeutic Touch®

Therapeutic Touch® ist eine moderne Variante alter Heilpraktiken, bei der durch die Hände menschliche Energie gelenkt wird (vgl. Krieger, 2012, S 25). Im Jahre 1972 wurde Therapeutic Touch® von Dolores Krieger und Dora Kunz an der Universität von New York entwickelt. Die Entwicklung von Therapeutic Touch® begann mit Prof. Dolores Krieger und Dora Kunz am Beginn der 1970 er Jahre. 1972 lehrte Prof. Krieger erstmalig Therapeutic Touch® an der New York University am Department of Nursing bei Studierenden des Master´s Degree`s. Krieger war Professorin und Pflegewissenschaftlerin für Krankenpflege an der Columbia University, New York. Sie unterzog das „Handauflegen" wissenschaftlicher Untersuchungen und konzipierte mit Dora Kunz, einer bekannten Heilerin, eine Methode für den klinischen Einsatz, die sie als Therapeutic Touch® bezeichnete. Prof. Krieger begann mit der Therapeutic Touch® Forschung im Fachbereich Pflegewissenschaft und standardisierte Therapeutic Touch®. Krieger beschreibt, dass die Lebensenergie „Prana" wesentlich aus dem besteht, was wir das Sauerstoffmolekül nennen und daher Hämoglobin als Testmarker während des Heilungsprozesses im menschlichen Körper gilt. Krieger erkannte, dass die Struktur des Hämoglobinmoleküls der des Chlorophylls ähnelt und dass beide sich von den gleichen biosynthetischen Pfaden ableiten lassen. Während das Chlorophyllmolekül ein Muster um ein Magnesiumatom bildet, bildet Porphyrin, das eine zentrale Rolle im Stoffwechsel des menschlichen Körpers spielt, im Hämoglobin ein Muster um ein Eisenatom. Dies war der Grund, weshalb Krieger zunächst begann, Therapeutic Touch® am Hämoglobinspiegel von Probanden zu messen. 1975 publizierte sie die erste Studie zum Thema Therapeutic Touch® *im American Journal for Nursing* den signifikanten Anstieg des Hämoglobins (vgl. Krieger, 1975, S 784). Therapeutic Touch® wurde damit integrativer Bestandteil im Lehrplan der Aus- und Weiterbildung der konventionellen Pflege in den USA. Viele Universitäten und Colleges in den USA und Kanada lehren heutzutage Therapeutic Touch®.

Therapeutic Touch® wird ausgehend von den USA weltweit gelehrt und praktiziert. 1997 wurde durch die Ärztin A.M. Ritt-Wollmersdorfer in Österreich mit der Ausbildung und Implementierung in mehrere Wiener Spitäler begonnen (vgl. Ploner-Grißmann, 2013, S 10).

3 Methodik

Im Vorfeld erfolgte für die Case Study eine Literatur- und Studienrecherche. Die Beurteilung erfolgte nach den Kriterien von Behrens und Langer. Sowohl Primärliteratur als auch Fachzeitschriften wie das Lymphjournal und Publikationen aus dem Springer Verlag wurden herangezogen. Die Recherche erfolgte in den fachspezifischen Datenbanken bib.net.org, Pub Med, Statistik Austria mit folgenden Suchbegriffe auf Deutsch und Englisch: Lymphödeme, Brustkrebs, Mammakarzinom, breast cancer, therapeutic touch, Pflege, nursing, complementary therapies, Science of Unitary human beings, evidence-based practice. Eine weitere Recherche erfolgte in der Bibliothek am Campus Rudolfinerhaus.

Die Beantwortung der Forschungsfrage erfolgte anhand einer durchgeführten Case Study.

3.1 Forschungsfrage

Die Forschungsfrage ist basierend auf dem PICO-Schema dargestellt:

Population	Onkologisch erkrankte Erwachsene mit einem Lymphödem infolge eines Mammakarzinoms
Intervention	Therapeutic Touch Interventionen unterstützend zur konventionellen Therapie
Comparison	Keine
Outcome	Beitrag von Therapeutic Touch als komplementärer Pflegeintervention

Welchen Beitrag kann Therapeutic Touch® als komplementäre Pflegeintervention, unterstützend zur konventionellen Therapie, bei Lymphödem infolge eines Mammakarzinoms leisten?

3.2. Forschungsdesign

Es handelt sich um Single Case Study Design mit Messwiederholungen. Dabei wird angestrebt, die Wirkung von Therapeutic Touch® bei einer Patientin mit Lymphödem infolge eines Mammakarzinoms zu untersuchen.

Als Erhebungsinstrument wird General Well Being die Well-Being Scale verwendet. Die Patientin erhielt in einem Zeitraum von sieben Wochen ein bis zweimal wöchentlich insgesamt zehn Therapeutic Touch® Interventionen durch die in Therapeutic Touch® ausgebildete Autorin im extramuralen Setting.

Vor Beginn der Single Case Study erfolgte eine Pflegeanamnese, ein Informationsgespräch sowie ein Informed consent. Die Anwendung einer Therapeutic Touch® Intervention wird im nächsten Kapitel beschrieben.

4 Case Study

Durch gezieltes Berühren und Anwenden von Therapeutic Touch® entsprechend dynamischen interaktiven Phasen wird Vitalenergie im elektromagnetischen Feld des Menschen moduliert und dirigiert. Zugangspunkte sind Topologien über Organen, Meridianen, Akupunkturpunkten, Reflexzonen und das humane bioelektromagnetische Feld. Regelmäßige Anwendungen von Therapeutic Touch® führen zu größerer Harmonie und Neuordnung der Muster. Als standardisierte Methode sind bei der Behandlung bestimmte Abläufe vorgegeben: Zentrierung, Assessment, Balancing/Clearing und Evaluation. Voraussetzung, um eine Therapeutic Touch® Intervention durchführen zu können, ist die Zentrierung. Dabei fokussiert die Anwender/inn/en das Bewusstsein auf die Patient/inn/en, wobei dieser Bewusstseinszustand während der gesamten Anwendung aufrecht erhalten wird. Mit allen Sinnen wird der momentane Zustand der Patient/inn/en eingeschätzt. Neben Körperhaltung, Bewegung, Stimme, Ausdruck und Gesichtsfarbe werden das humane bioelektrische Energiefeld (HEF), Muskelspannung, Temperatur, Blockaden und Qualität der Vitalenergie erfasst und die Feldmuster beurteilt. Auffälligkeiten und Veränderungen werden am Assessmentblatt vor und nach erfolgter Behandlung dokumentiert. Bei der Intervention werden durch spezielle Techniken Dysbalancen harmonisiert, der Energiefluss verändert und ein Fließgleichgewicht angeregt. Anschließend wird das Interventionsergebnis mittels neuerlicher Evaluation eingeschätzt, Unausgewogenheit korrigiert und dokumentiert (vgl. Ploner-Grißmann, 2013, S 20). Zur Erfassung des subjektiven Befindens der Patient/inn/en wird vor und nach einer Therapeutic Touch® Intervention wird die standardmäßig als Numerische Ratingskala die „Well-Being-Scale“ verwendet (vgl. Ploner-Grißmann, 2014, o.S). Durch die Verwendung eines Messinstrumentes können Resultate verglichen und die Effektivität der Interventionen überprüft werden. Die Dokumentationsunterlagen wurden von Ploner-Grißmann (fachwissenschaftliche und pädagogische Leitung des Integrative Therapeutic Touch Institutes) entwickelt und zur Verfügung gestellt. Therapeutic Touch® ist eine komplementäre Pflegeintervention, bei welcher der Berührung besonderes Augenmerk zukommt. Eine Therapeutic Touch® Intervention nach dynamischen interaktiven Phasen kann in pflegerische Tätigkeiten involviert oder als gezielte Einzelbehandlung durchgeführt werden (vgl. Rose, 2008, S 1101).

Durch Therapeutic Touch® kommt es innerhalb weniger Minuten zur Entspannung. Dadurch wird auch das Abwehrsystem stabilisiert, die Bildung von Endorphinen (Beruhigungsstoffe) wird angeregt und die sogenannten Neuropeptide blockieren die Schmerzempfindung. Die Anspannungen werden geringer und lassen nach. Daraus folgt, dass Patient/inn/en während einer Intervention so entspannen können, einschlafen bzw. nach erfolgter Intervention ein vitales Gefühl verspüren (vgl. Krieger, 2012, S 123).

4.1 Soziodemografischer Hintergrund

Die demografischen Daten beinhalten Geschlecht, Alter, Familienstand, Bildung, Erwerbstätigkeit und Kinder.

Geschlecht:	weiblich
Alter:	37
Familienstand:	Lebensgemeinschaft
Bildungsabschluss:	Matura
Kinder:	2 Kinder
Erwerbstätigkeit:	selbstständig

4.1.1 Allgemein erhobene Daten

Mittels Anamnese wurden noch weitere Daten zum bestehenden Krankheitsbild erhoben.

Zigarettenkonsum:	Nein
Medikamenteneinnahme:	Nein
Körpergröße in cm:	165 cm
Körpergewicht:	<55kg

4.2 Erhebungsinstrumente

Zur Erfassung des subjektiven Wohlbefindens der Patientin wurde vor und nach jeder Therapeutic Touch® Intervention die „Well-Being-Scale“ eingesetzt (vgl. Ploner-Grißmann, 2014, o.S).

Zudem wird im Rahmen der Erhebung ein Assessment durchgeführt, wobei im Energiefeld mittels der Non-contact-Technik Signale aus dem humanen bioelektrischen Energiefeld erfasst und Körperhaltung, Mimik, Gestik, Gesichtsfarbe, Pulsqualität, Muskeltonus, Wärme, Kälte, energetische Dysharmonien und Dysbalancen, Asymetrie, Dichte, Stauung der Patientin überprüft und auf dem Assessmentblatt dokumentiert werden (vgl. Krieger, 2012, S 131f.; Ploner-Grißmann, 2014).

4.3 Therapeutic Touch Interventionen

Die Patientin erhielt nach informierter Zustimmung, Information und Aufklärung durch die Autorin zur Einschätzung ihres subjektiven Wohlbefindens die Well- Being Scale.

Die Durchführung der Therapeutic Touch® Interventionen erfolgte extramural ein bis zweimal wöchentlich im Zuhause der Patientin. Die Patientin erhielt zehn Therapeutic Touch® Interventionen nach einem genau definierten Ablauf. Die Therapeutic Touch®

Interventionen beginnen mit der Intention, für die der Patientin hilfreich zu sein. Beim Zentrieren wird zunächst der Fokus auf das eigene Bewusstsein gelegt und dann auf die Patientin gelenkt. Dies ist ein Bewusstseinszustand mit erhöhter Konzentration und Achtsamkeit. Dann erfolgt das Therapeutic Touch® spezifische Assessment. Die Patientin ist bekleidet und liegt bequem am Rücken auf einem Behandlungsbett. Die Handflächen werden zuerst sensibilisiert. Danach werden der Körper und das humane bioelektrische Energiefeld der Patientin gescannt. Veränderungen werden wahrgenommen und auf einem eigenen Dokumentationsblatt notiert (vgl. Ploner, 2013, S 21f.). Es wird das Interventionskonzept Lymphe mit zusätzlichem Tapping und abschließenden emotionalen Clearing gewählt. Eine Vorbereitung mit einem optional erweiterten oder kurzen Grounding wird durchgeführt. Die Harmonisierung der Mitte wird mittels Schmetterlingsgriff und Schichttechnik durchgeführt. Auf der Topologie über den Organen Leber und Milz Niere wird ein sanfter Impuls mit cirka zwanzig Gramm gemacht, wodurch die Motorneuronen stimuliert werden. Weiters erfolgt mit sanften Berührungen der Fingerspitzen ein Tapping im Sinne des Symbols einer „Mondsichel“ von der linken bis zur rechten Schulter und auf der Topolgie über dem Thymus dreimal im Uhrzeigersinn kreisen. An den unteren Extremitäten erfolgt an den Oberschenkelaußenseiten dreimal ein Tapping von proximal nach distal. Jetzt werden die Hände entsprechend dem Element Wasser für die Lymphintervention vorbereitet. Beginnend von unten an den Knöchel mit der Imagination wässriger Impuls, über das Knie medial, inguinal bis zur Topologie zum zweiten Center. An der gegenüberliegenden Seite wird das gleiche wiederholt. Dann wird an der oberen Extremität weiter behandelt. Entlang am Handrücken über die Ellenbeuge bis hin zur Achsel mittels Spreizgriff. An der gegenüberlegenden Extremität wird dies wiederholt. Zum Abschluss dieser Therapeutic Touch® Intervention wird im humanen bioelektrischen Feld das zweite und vierte Center neutral gehalten. Im Anschluss erfolgen ein Clearing im emotionalen Feld und ein dynamisches Grounding, bei welchem eine Streichung an den Extremitäten erfolgt.

Ein Re-Assessment wird durchgeführt und dokumentiert. Nach jeder Therapeutic Touch® Intervention erfolgt ein neuerliches Evaluieren und es wird eine Nachruhephase von einigen Minuten ermöglicht.

4.3.1 Tabellarische Darstellung

Interventionskonzept Lymphe mit Tapping und emotionalem Clearing:

Vorbereitung:	Grounding optional kurz oder erweitert
Intervention Leber/Milz/ Niere	Neutraler bzw. manueller Impuls (Schichttechnik) mit beiden Händen
Tapping: Symbole Mond, Sonne	Mondsichel von Schulter zu Schulter mit sanften Tapping (3x), anschließend Topologie über dem Thymus im Uhrzeigersinn (3x)
Tapping M. tensor fascie latae	Mit Fingerspitzen sanft an der Oberschenkelaußenseite von der Hüfte bis übers Knie lateral beidseits (3x)
Vorbereitung Lymph-intervention	Hände werden entsprechend dem Element Wasser vorbereitet
Lymph-intervention	Knöchel>Knie>inguinal>2.Center(bds.)> Handrücken>Ellenbeuge>Achsel (Spreizgriff)
Abschluss	2. und 4. Center
Clearing	Im emotionalen Feld
Grounding	Streichung an den Extremitäten

5 Ergebnisse

Nachfolgend werden die Ergebnisse der einzelnen Therapeutic Touch® Interventionen tabellarisch dargestellt. Bei keiner Intervention wurde ein negatives Resultat verzeichnet. Nach der fünften Therapeutic Touch® Intervention waren die Lymphödeme nicht mehr auffindbar.

5.1 Tabellarische Darstellung

Fortlaufende Nummer	**Wohlbefinden Vorher/Nachher**	**TT-Assessment**	**TT-Intervention**	**TT-Re-Assessment**
1.	5/8	++++ Dichte im HEF +++++ Leere 2.C. ++++ pulsierender Rhythmus re.Bein	Grounding erweitert Lymphe mit Tapping und emotionalem Clearing, Fuliu(Ni7) Weizhong(Bl40) Milz/Leber/Niere Schichttechnik	++++ Leere 2.C.
2.	6/8,5	++++ Hitze axillär bds. +++ Leere 2.C. ++ pulsierender Rhythmus re. Knie	Grounding erweitert Lymphe mit emotionalem Clearing, Fuliu(Ni7) Weizhong (Bl40) Leber/Milz/Niere	+++ Hitze axillär bds. ++ Leere 2.C. + pulsierender Rhythmus re. Knie

			Schichttechnik	
3.	6/7,5	++++ Leere 2. C.	Grounding erweitert Lymphe mit emotionalen Clearing, Fuliu(Ni7) Leber/Milz/Niere Schichttechnik	++++ Leere 2.C.
4.	8/9	+++++ Leere 2.C.	Grounding erweitert Lymphe mit Tapping und emotionalem Clearing, Fuliu(Ni7) Leber/Milz/Niere Schichttechnik	++++ Leere 2.C.
5.	8,5/10	+ Leere 2. C.	Grounding erweitert Lymphe mit emotionalem Clearing, Leber/Milz/Niere Schichttechnik	--
6.	8,5/10	+++ pulsierender Rhythmus li. Vorfuß	Grounding kurz Lymphe mit emotionalen	+ pulsierender Rhythmus li. Vorfuß

		(St.p.Wespenstich)	Clearing, Yongquan(Ni1) Leber/Milz/Niere Schichttechnik	(St.p.Wespenstich)
7.	7,5/9,5	+ pulsierender Rhythmus li.Vorfuß (St.p.Wespenstich)	Grounding kurz Lymphe mit emotionalem Clearing, Leber/Milz/Niere Schichttechnik Yongquan(Ni1)	+ pulsierender Rhythmus li. Vorfuß (St.p.Wespenstich)
8.	8,5/10	Homogenes Energiefeld	Grounding kurz Lymphintervention mit Clearing, Leber/Milz/Niere Schichttechnik, Yongquan(Ni1)	Homogenes Energiefeld
9.	9/10	Homogenes Energiefeld	Grounding kurz Lymphintervention mit Clearing Leber/Milz/Niere Schichttechnik	Homogenes Energiefeld
10.	9,5/10	Homogenes Energiefeld	Grounding kurz Lymphintervention mit Clearing	Homogenes Energiefeld

			Leber/Milz/Niere Schichttechnik	

5.2 Grafische Darstellung

Folgende Grafik bezieht sich auf das Allgemeine Wohlbefinden vor und nach jeder der zehn Therapeutic Touch® Interventionen.

Abbildung: eigene Darstellung

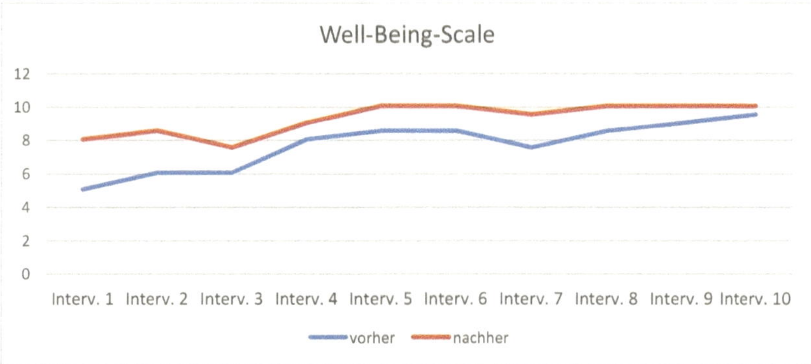

5.3 Beschreibende Darstellung

Die Patientin wurde durch die Autorin bereits vereinzelt mit Therapeutic Touch® Interventionen betreut und begleitet, da sie 2013 die Diagnose Mammakarzinom betreffend die linke Brust erhielt. Sofort wurde mit einer medizinischen und operativen Versorgung, inklusive Chemo- und Radiotherapie begonnen. 2014 begann die ärztlich verordnete physikalische Therapie, welche die Lymphdrainage inkludierte.

Der Interventionsplan war es, Therapeutic Touch® als komplementäre Maßnahme zur konventionellen Therapie einzusetzen. Start der Case Study war der 9.6.2017. Vor der ersten Therapeutic Touch® Intervention dieser Single Case Studie schätzte sich die Patientin auf der Well-Being-Scale auf Stufe 5 ein und nach der Therapeutic Touch® Intervention auf Stufe 8. Das Assessment ergab eine ++++ Dichte im humanen bioelektrischen Feld, eine +++++ Leere im 2. Center sowie ++++ einen pulsierenden Rhythmus im rechten Bein. Da die Patientin bereits mit diesen Energien vertraut war, konnte die Autorin mit Lymphinterventionen fortsetzen. Zu Beginn erfolgte ein erweitertes Grounding, gefolgt von der Lymphintervention inklusive Tapping und emotionalem Clearing. Die Punkte Fuliu (Ni7) und Weizhong (Bl40) aus der Tui Na, welche im Rahmen des Integrative Therapeutic Touch Konzeptes als Regulationspunkte integriert werden können, wurden verwendet. Die Leber/Milz/Niere Schichttechnik wurde zur Harmonisierung der Mitte angewandt. Das Re-Assessment ergab, dass die ++++ Leere im 2.Center gering rückläufig war. Der pulsierende Rhythmus am rechten Bein hat sich aufgelöst. Das humane bioelektrische Feld hat sich reguliert. Der Kommentar der Patientin nach der Therapeutic Touch® Intervention war: "Ein Blubbern und ein schwammiges Gefühl an der oberen rechten Körperhälfte, als hätte sich das alles durchgeputzt".

Vor der zweiten Therapeutic Touch® Intervention schätzte die Patientin sich anhand von der Well-Being-Scale auf Stufe 6 ein und danach auf 8,5. Das Assessment ergab beidseits axillär ++++ eine Hitze, eine +++ Leere im 2. Center und ++ einen pulsierenden Rhythmus am rechten Knie. Ein erweitertes Grounding, gefolgt von einer Lymphintervention mit emotionalem Clearing und Integration der Punkte Fuliu(Ni7) und Weizhong(Bl40) wurden durchgeführt. Die Leber/Milz/Niere Schichttechnik wurde zur Harmonisierung der Mitte durchgeführt. Der anschließende Kommentar der Patientin war: "Blubbern in den Hauptlymphgefäßen und beim dynamischen Grounding verspürte sie eine ableitende Wirkung". Das Re-Assessment ergab beidseits axillär +++ eine Hitze, eine ++ Leere im 2. Center und + einen pulsierenden Rhythmus im rechten Knie.

Vor der dritten Therapeutic Touch® Intervention schätzte sich die Patientin auf der Well-Being-Scale auf Stufe 6 ein und danach 7,5. Das Assessment ergab eine ++++ Leere im 2. Center. Das Interventionskonzept beinhaltete ein erweitertes Grounding und eine anschließende Lymphintervention mit emotionalem Clearing und Integration des Regulationspunktes Fuliu(Ni7). Die Leber/Milz/Niere Schichttechnik wurde zur Harmonisierung der Mitte angewandt. Der Kommentar der Patientin war:" Vollkommene Entspannung". Das Re-Assessment ergab weiterhin eine ++++ Leere im 2. Center.

Vor der vierten Therapeutic Touch® Intervention schätzte sich die Patientin auf der Well-Bein-Scale auf Stufe 8 ein und danach auf 9. Das Assessment beinhaltete weiterhin eine +++++ Leere im 2. Center. Das Interventionskonzept beinhaltete ein langes Grounding, gefolgt mit einer Lymphintervention und einem emotionalen Clearing mit Integration des Regulationspunktes Fuliu(Ni7). Die Leber/Milz/Niere Schichttechnik wurde zur Harmonisierung der Mitte durchgeführt. Der anschließende Kommentar der Patientin war: "Keine Müdigkeit mehr zu verspüren. Das Feedback der physikalischen Therapeutin war, dass „sich die Lymphflüssigkeiten im Köper bereits reguliert haben". Das Re-Assessment beinhaltete weiterhin die ++++ Leere im 2. Center.

Vor der fünften Therapeutic Touch® Intervention schätzte sich die Patientin auf der Well-Being-Scale auf der Stufe 8,5 ein und danach auf 10. Das Assessment ergab bereits am 11.7.2017 eine abnehmende + Leere im 2. Center. Als Interventionskonzept wurde zunächst ein erweitertes Grounding und eine Lymphintervention mit einem emotionalen Clearing durchgeführt. Die Leber/Milz/Niere Schichttechnik wurde zur Harmonisierung der Mitte gewählt. Der anschließende Kommentar der Patientin war: "Völlige Tiefenentspannung und Wohlbefinden und auch keine Ödeme mehr an den Extremitäten spürbar". Das Re-Assessment ergab eine Vergrößerung des humanen bioelektrischen Feldes und eine schwindende Leere im 2. Center.

Vor der sechsten Therapeutic Touch® Intervention schätzte sich die Patientin auf der Well-Bein-Scale auf Stufe 8,5 ein und danach auf 10. Das Assessment ergab aufgrund eines vorangegangenen Wespenstichs am linken Vorfuß einen +++ pulsierenden Rhythmus. Ein kurzes Grounding mit Lymphintervention und emotionalen Clearing mit Integration des Yongquan(Ni1) wurde durchgeführt. Die Leber/Milz/Niere Schichttechnik wurde zur Harmonisierung der Mitte angewandt. Der Kommentar der

Patientin war: “Tiefenentspannung und ein Gurgeln und Blubbern im Abdominalbereich“. Das Re-Assessment ergab ein äußerst synchrones und harmonisches humanes bioelektrisches Feld. Der + pulsierende Rhythmus aufgrund des Wespenstichs am linken Vorfuß war rückläufig.

Vor der siebten Therapeutic Touch® Intervention schätzte sich die Patientin auf der Well-Being-Scale auf Stufe 7,5 ein und danach auf 9,5. Das Assessment ergab weiter, aufgrund des Wespenstichs am linken Vorfuß, einen + pulsierenden Rhythmus. Ein kurzes Grounding und eine Lymphintervention mit emotionalen Clearing mit Integration des Yongquan(Ni1) wurden durchgeführt. Die Leber/Milz/Niere Schichttechnik zur Harmonisierung der Mitte wurde angewandt. Der Kommentar der Patientin: “Entspannt“. Das Re-Assessment ergab einen stagnierenden + Rhythmus am linken Vorfuß.

Vor der achten Therapeutic Touch® Intervention schätzte sich die Patientin auf der Well-Being-Scale auf Stufe 8,5 ein und danach auf 10. Das Assessment ergab ein homogenes Energiefeld. Ein kurzes Grounding und eine Lymphintervention mit emotionalen Clearing und einer Leber/Milz/Niere Schichttechnik wurden durchgeführt. Das Re-Assesment ergab weiterhin ein homogenes Energiefeld.

Vor der neunten Therapeutic Touch® Intervention schätzte sich die Patientin auf der Well Being-Scale auf Stufe 9 ein und danach auf 10. Das Assessment ergab ein absolut homogenes Energiefeld. Ein kurzes Grounding und eine Lymphintervention mit emotionalen Clearing und einer Leber/Milz/Niere Schichttechnik wurden durchgeführt. Das Re-Assessment ergab weiterhin ein absolut homogenes Energiefeld.

Vor der zehnten Therapeutic Touch® Intervention schätzte sich die Patientin auf der Stufe 9,5 ein und danach auf 10. Das Assessment ergab ein beachtliches homogenes Energiefeld. Ein kurzes Grounding und eine Lymphintervention mit emotionalen Clearing und einer Leber/Milz/Niere Schichttechnik wurden durchgeführt. Das Re-Assessment ergab ein überaus beachtliches Energiefeld.

Ein Erfolg konnte bereits nach fünf von zehn Interventionen verzeichnet werden. Bereits nach der fünften Anwendung waren keine Lymphödeme an den Extremitäten mehr vorhanden.

6 Diskussion

Die Ergebnisse dieser Single Case Study geben Auskunft über die Wirkung von Therapeutic Touch® bei einer Patientin mit Lymphödem infolge eines Mammakarzinoms. Sie zeigen, dass die Therapeutic Touch® durchaus einen positiven Effekt auf der physiologischen und psychologischen Ebene ausübt. Die subjektive Wahrnehmung der energetischen Veränderungen bezieht sich auf die das Wohlbefinden. Die Einschätzung wurde vor und nach jeder Therapeutic Touch® Intervention mittels der zehn stufigen Well-Being-Scale durchgeführt. Die Ergebnisse weisen eine zunehmende Verbesserung des Wohlbefindens und gleichzeitig eine Reduktion der Lymphödeme auf. Die Patientin empfand die komplementäre Pflegeintervention Therapeutic Touch® als sehr angenehm. Aufgabe für die Autorin war es unter anderem, die Patientin ganzheitlich zu erfassen und zu unterstützen. Die komplementäre Pflegeintervention Therapeutic Touch® bietet die Chance, diesen Ansprüchen gerecht zu werden. Die aufgezeigte Wirksamkeit kann als ein Teilbereich einer evidenzbasierten Pflege gesehen werden. Die komplementäre Pflegeintervention Therapeutic Touch® soll als begleitende, ergänzende und unterstützende Maßnahme betrachtet werden. Therapeutic Touch® ist gesundheits- und ressourcenorientiert. Dadurch konnte die Patientin selbst einen Beitrag zur eigenen Gesundheit leisten, was zur Verbesserung der Lebensqualität und des physischen und psychischen Wohlbefindens führt.

Die Lebensqualität und das Wohlbefinden werden durch Zuwendung und Aufmerksamkeit gefördert. Unter Beachtung der individuellen Ressourcen der Patientin wurden Ansatzpunkte für ganzheitlich orientierte Pflege wahrgenommen (vgl. Böhm, 2011, S 138). Die konventionelle physikalische Behandlung musste mit der komplementären Pflegemethode Therapeutic Touch® aufeinander abgestimmt werden, um die Patientin individuell begleiten zu können. Durch die komplementäre Intervention Therapeutic Touch® wurde die Patientin in ihrer Gesundheit gestärkt, eigene Ressourcen entwickelt und sie konnte den Alltag besser bewältigen.

7 Schlussbetrachtung

Mit dieser Single Case Study wurde ein Einblick in die komplementäre Pflegeintervention Therapeutic Touch® bei Patient/inn/en mit Lymphödemen infolge eines Mammakarzinoms, begleitend zur konventionellen Behandlung, gegeben. Aus den Ergebnissen der Single Case Study Therapeutic Touch® als komplementäre Pflegeintervention zur Reduktion infolge eines Mammakarzinoms lässt sich ableiten, dass diese Intervention maßgeblich zur Förderung des Wohlbefindens beiträgt.

Die komplementäre Pflegeintervention Therapeutic Touch® soll als Unterstützung und Ergänzung zu konventionellen Maßnahmen betrachtet werden. Dabei geht es nicht um entweder-oder, sondern darum, die bestmöglichste pflegerische und medizinische Betreuung für betroffene Patient/Inn/en zu finden.

Ein weiterer Aspekt dieser Arbeit ist es, das allgemeine Interesse für Therapeutic Touch® zu wecken, um zu einem Umdenken beitragen zu können. Therapeutic Touch® wurde in den USA von Krieger und Kunz entwickelt und ist seit Jahren in vielen amerikanischen Kliniken integriert. Im Vergleich dazu besteht in Österreich noch ein bedeutender Nachholbedarf betreffend Aufklärung und Information. Es gibt auch wenig deutschsprachige Literatur, wodurch die Bekanntheit dieser Pflegeintervention in der Öffentlichkeit noch sehr niedrig ist.

8 Literaturverzeichnis

Andreaus, F., Kretzl, C. (2013): Rechtsgrundlagen für Gesundheitsberufe. Verlag Facultas. Wien.

Bernsen, C. (2011): Lymphödem bei Brustkrebs-was tun. Verlag Uni med. Bremen-London-Boston.

Böhm, I. (2011): Komplementäre Pflegemethoden in stationären Einrichtungen der Palliativ Care von TumorpatientInnen in Österreich.

Bundesministerium für Gesundheit und Frauen (2017): Lymphödem nach Brustkrebsoperation. https://www.gesundheit.gv.at/krankheiten/herz-kreislauf/lymphe/lymphoedem-nach-brustkrebsoperation. (Zugriff am 14.06.2017).

Döller, W. (2013): Das Lymphödem – Anatomie, Physiologie und Pathophysiologie des Lymphödems, Definition und Klassifizierung des Lymphödems und lymphatischer Gefäßmalformationen. In: Wiener Medizinische Wochenschrift, 163, (7), S.155–161.

Eicher, M.; Marquard, S. (2008): Brustkrebs. Lehrbuch für Breast Care Nurses, Pflegende und Gesundheitsberufe. Verlag Huber. Bern.

Integrative Therapeutic Touch® Institute (2016): http://i-therapeutic-touch.com/. (Zugriff am 14.06.2017).

Kolcaba, K. (2002): Pflegekonzept Comfort. Theorie und Praxis der Förderung von Wohlbefinden, Trost und Entspannung in der Pflege. Verlag Hans Huber. Bern.

Krieger, D. (2012): Therapeutic Touch. Die Heilkraft unserer Hände. Verlag Lüchow. Bielefeld.

Lindner, U.K.; Balzer, K. (2009): Gesundheitsstörungen erkennen und verstehen. Verlag Kohlhammer.

Micke, O.; Bruns, F.; Schäfer, U.; Kisters, K.; Hesselmann, S.; Willich, N.: (2000): Selenium in the treatment of acute and chronic lymphedema. Trace Elements and Electrolytes. 17(4), S. 206-209.

Markus, L.; Markus, A. (2004): Messung des Armlymphödems. Entwicklung einer einfachen praxisgeeigneten Messmethode. In: Medizintechnik. Ars Medici, S. 366-368.

NANDA International (2010): Pflegediagnosen. Definitionen und Klassifikationen. 2009-2011. Verlag Recom. Kassel.

Neumann-Ponesch, S. (2014): Modelle und Theorien in der Pflege. Verlag Facultas. Österreich.

Oschman, J. (2009): Energiemedizin, Konzepte und ihre wissenschaftliche Basis. Verlag Urban & Fischer. München.

Österreichisches Bundesinstitut für Gesundheitswesen (2003): Offenes Curriculum Ausbildung Allgemeine Gesundheits- und Krankenpflege. S.267.

Österreichisches Bundesinstitut für Gesundheitswesen (2010): Arbeitshilfe zum Pflegeprozess. S. 10-25.

Ploner-Grißmann, H. (2013): Therapeutic Touch. Komplementäre Gesundheitspflege. Manuskript Donau-Universität Krems.

Ploner-Grißmann, H. (2014): Therapeutic Touch. 4.ULG Komplementäre Gesundheitspflege. Manuskript Donau-Universität Krems.

Ploner-Grißmann, H. (2014): Ganzheitliche Gesundheits- und Pflegekonzepte. Manuskript Donau-Universität Krems.

Rechtsinformationssystem (2015): Gesamte Rechtsvorschrift für Gesundheits- und Krankenpflegegesetz.https://www.ris.bka.gv.at/Geltende Fassung.wxe?Abfrage=Bundesnormen&Gesetzesnummer=10011026.(Zu-griff am 14.06.2017).

Rogers, M. (1997): Theoretische Grundlagen der Pflege. Eine Einführung. Verlag Lambertus. Freiburg im Breisgau.

Rose, R. (2008): Berühren und berührt werden. Therapeutic Touch in der Pflege. In: Die Schwester-Der Pfleger, die führende Fachzeitschrift für Pflegeberufe. Verlag Bibliomed, Melsungen, 12: S. 1098-1102.

Statistik Austria(2014): http://www.statistik.at/web_de/statistiken/menschen und_gesellschaft/gesundheit/krebserkrankungen/brust/index.html. (Zugriff am 14.06.2017).

Werner, R.S.; Mc Cormick, B.; Petrek, J.; Cox, L.; Cirrincione, C.; Gray, J.R.; Yahalom, J. (1991): Arm edema in conservatively managed breast cancer: obesity is a major predictive factor. In: Radiology, 180(1), S. 177-184.

Weydert-Bales, G. (2014): Therapeutic Touch und deren Effektivität im klinischen Bereich. Eine Literaturanalyse. Verlag Disserta. Hamburg.

Weiss, S. (2011): Aspekte der rechtlichen Situation der Berufsausübung im Bereich komplementärmedizinischer Methoden. Bundesministerium für Gesundheit Abt. II/A/3 117. Amtsärztliche Fortbildungsveranstaltung 6. Dezember 2011 http://bmg.gv.at/cms/home/attachments/6/2/6/CH1305/ CMS1324542760317/117._amtsaerztliche_fortbildungsveranstaltung_6.12.1011_praesentation_weiss.pdf. (Zugriff am 14.06.2017).